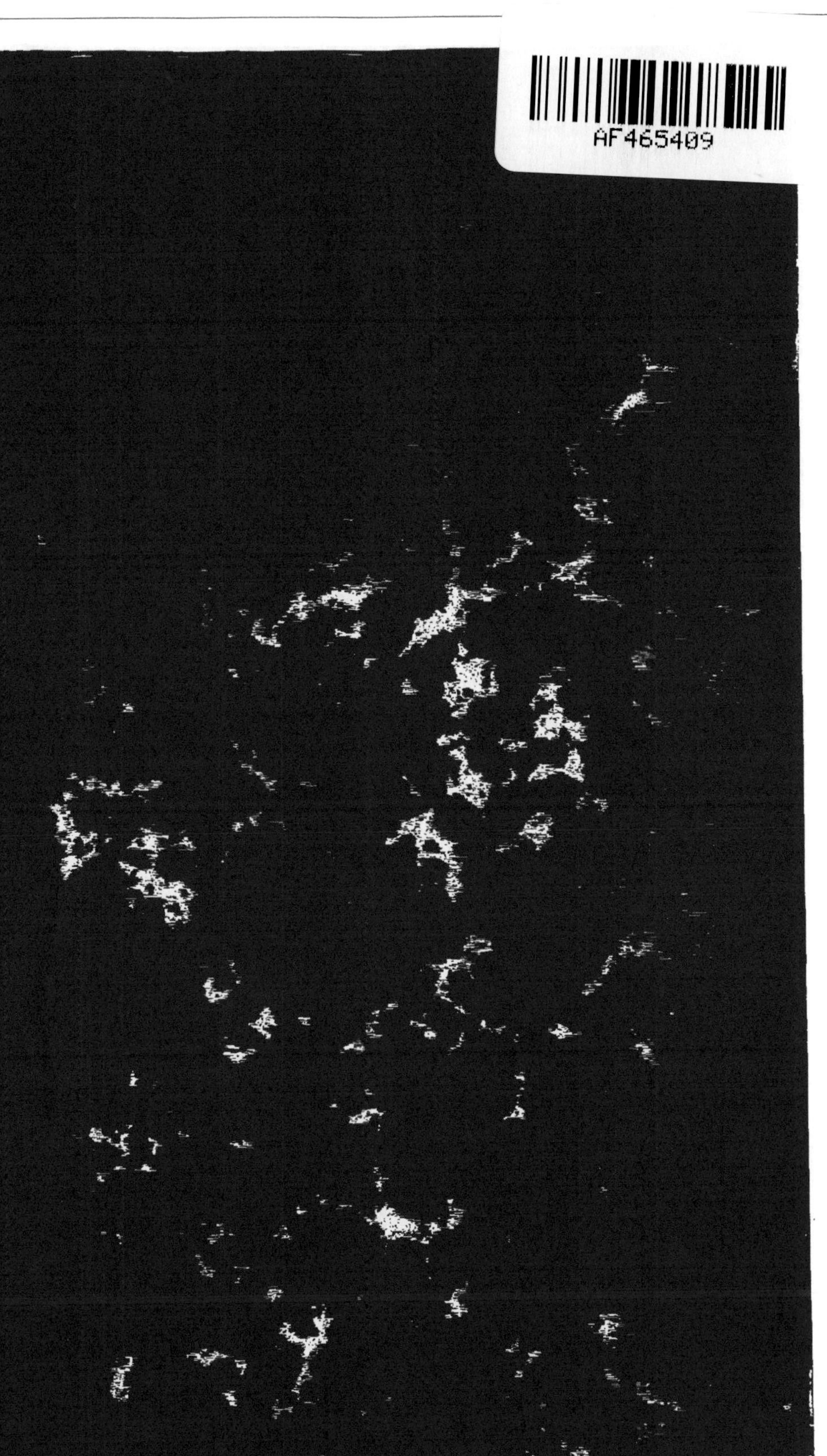

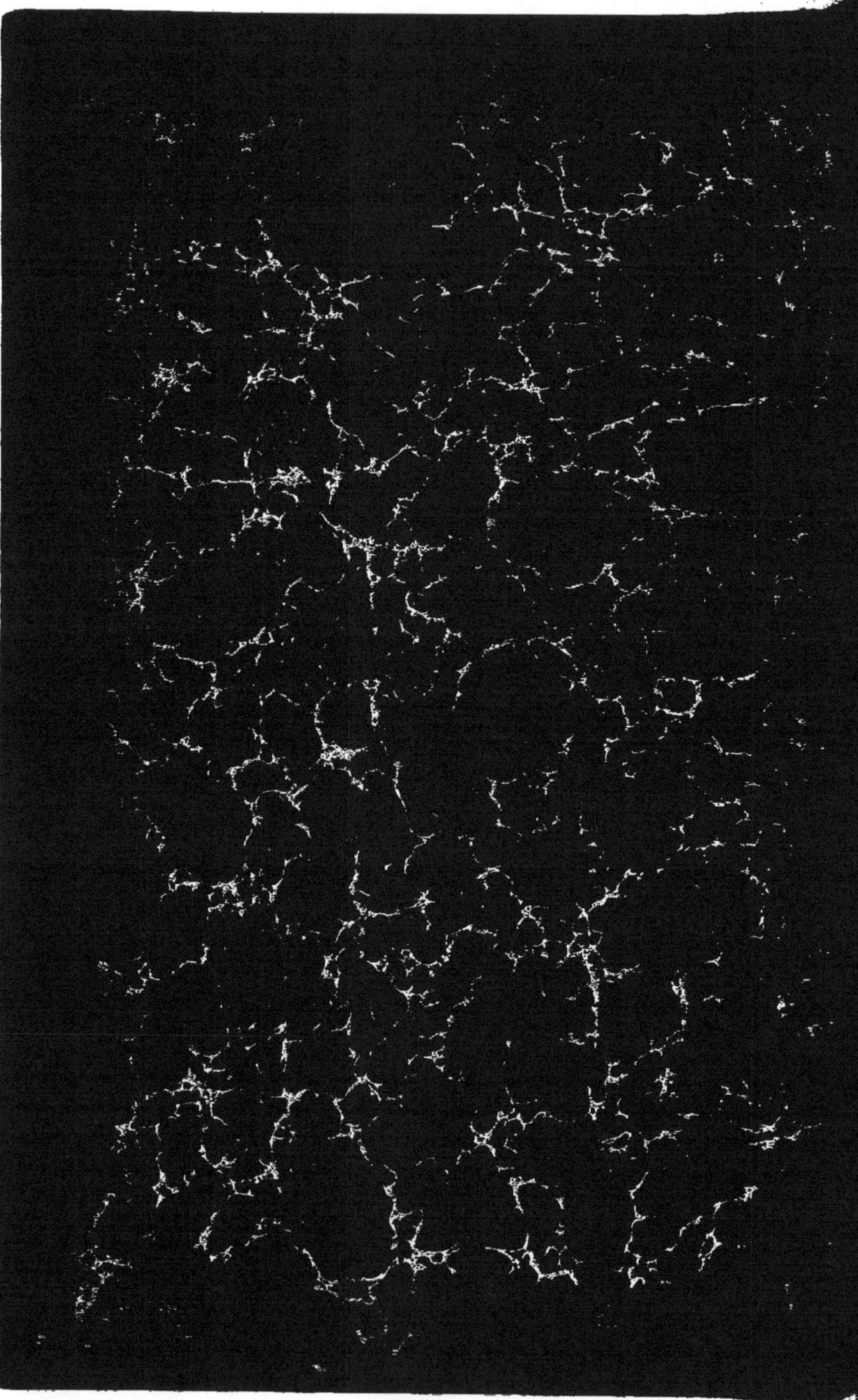

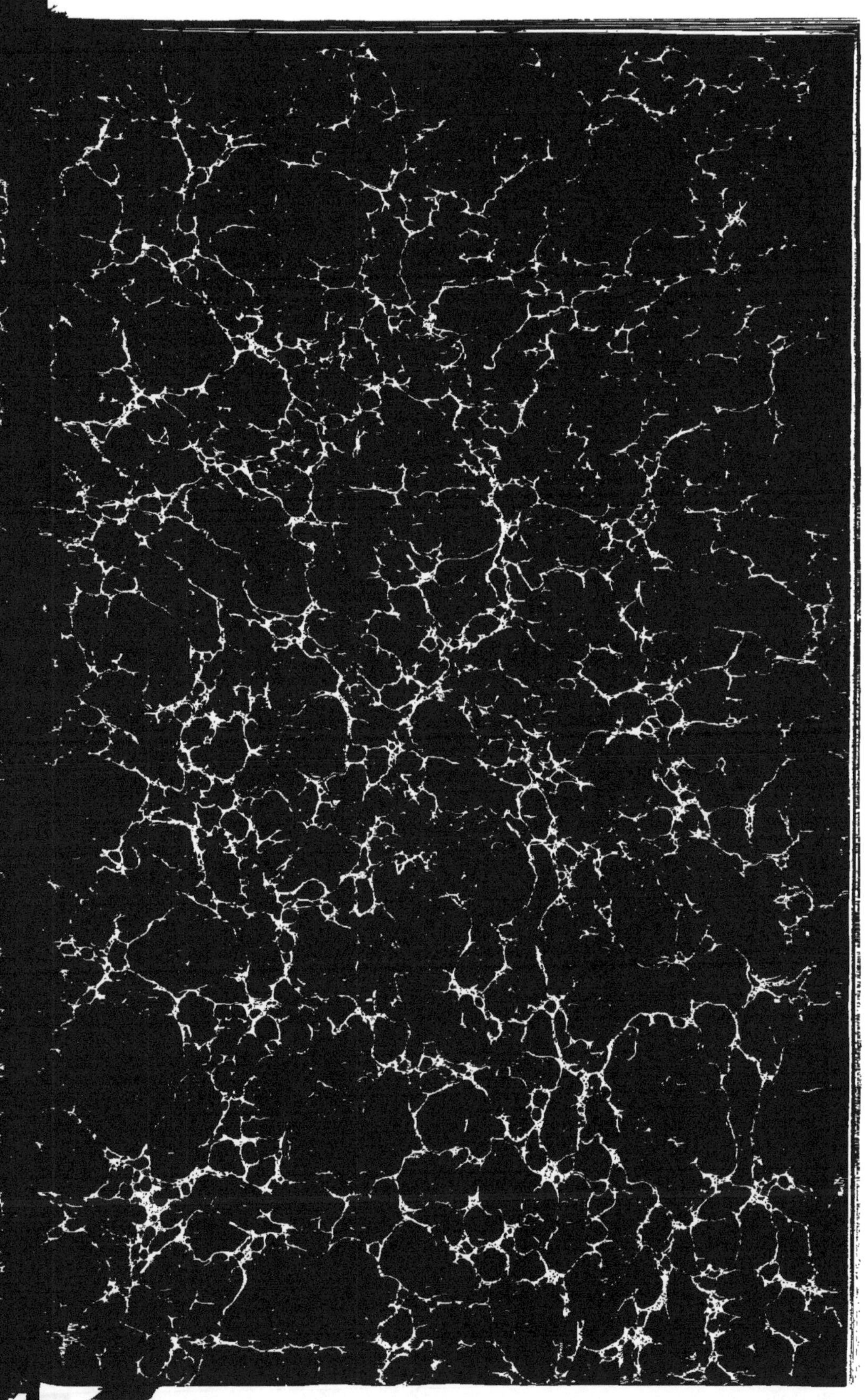

L'ART

DE

CONSERVER SA SANTÉ.

L'ART
DE
CONSERVER SA SANTÉ

COMPOSÉ PAR L'ÉCOLE DE SALERNE

Édition populaire, prise et corrigée sur le texte latin, publiée

Par M. Myèvre Verger,

Docteur en médecine,
Membre de plusieurs Sociétés savantes, Auteur de divers ouvrages publiés en France et à l'étranger.

S'il n'est nul médecin près de votre personne,
Qui dans l'occasion puisse être consulté,
En voici trois que l'on vous donne:
Un fond de belle humeur, un repos limité,
Et surtout la sobriété.

Prix : 1 franc 50 cent.

SE VEND

A PARIS, chez Baillière, rue de l'École-de-Médecine.
A BORDEAUX, chez Remi, rue du Charterons.
A MARSEILLE, chez Mossy, rue Cannebière.
A ROUEN, chez Bridou, rue du Grand-Pont.

A LYON, chez l'Éditeur, rue Buisson, 17,

ET CHEZ LES PRINCIPAUX LIBRAIRES.

1844.

PRÉFACE.

Dans cette nouvelle édition, j'ai cru devoir supprimer le texte latin comme inutile. J'ai tâché de tenir un certain milieu entre le triste et le bouffon. La matière d'elle-même n'est pas fort divertissante ; j'ai donc cru pouvoir profiter quelquefois de l'occasion pour dérider le front du lecteur sans trop m'écarter du texte ; on verra qu'en bien des endroits j'ai sacrifié le poète au médecin, et que la fidélité, qui convient à un interprète, l'a emporté sur la tentation de faire un vers harmonieux, et de rimer richement au dépend de la vérité du précepte.

L'ÉCOLE DE SALERNE.

DÉDIÉ

AU ROI D'ANGLETERRE.

Au roi d'Angleterre : salut,
Toute l'Ecole de Salerne,
En ce court écrit, a pour but
De lui tracer comment il faut qu'il se gouverne,
S'il veut se garantir de toute infirmité
Et vivre en parfaite santé.
Buvez peu de vin pur, le soir ne mangez guère;
Faites de l'exercice après chaque repas.
Dormir sur le dîner, c'est l'usage ordinaire;
Toutefois ne le suivez pas.
Quand vous sentez que la nature
Veut vous débarrasser d'une matière impure,
Ecoutez ses conseils; secondez ses efforts :
Loin de vous retenir, vite, de cette ordure,
Le plus tôt qu'il se peut, délivrez votre corps;
Fuyez les soins fâcheux, par eux le sang s'altère;
Comme un poison funeste évitez la colère.
En observant ces points, comptez que de vos jours,
Un régime prudent prolongera le cours.

L'ART

DE

CONSERVER SA SANTÉ.

1.

DU CHOIX DE L'AIR.

D'un air pur et serein, connaissez l'avantage;
Il y faut, s'il se peut, choisir votre séjour.
D'un égoût, d'un marais, craignez le voisinage;
Logez loin des vapeurs qui règnent à l'entour.

2.

NE PAS TROP BOIRE D'EAU DANS LE REPAS.

Dans vos repas, ne buvez point d'eau claire,
Il en provient trop d'incommodité;
L'estomac refroidi, malaisément digère,
Et ce qu'on mange alors laisse des crudités.

3.

UTILITÉ DE SE LAVER SOUVENT LES MAINS.

En sortant de table, l'usage
Veut que vous vous laviez les mains.
La netteté sied bien : les yeux, rendus plus fins,
Sont de cette pratique un second avantage.
Laver souvent ses mains est une propreté
Qui contribue à la santé.

4.

SUR LE CHOIX ET LES MARQUES DU BON VIN.

Quant au vin, sur le choix, voici notre doctrine :
Buvez en peu, mais qu'il soit bon.
Le bon vin sert de médecine,
Le mauvais vin est un poison.
Point de vins frelatés, ils gâtent la poitrine :
Un vin frais, naturel, pétillant, gracieux,
Doit flatter le palais, l'odorat et les yeux.

5.

DES VINS DOUX ET BLANC.

Le vin bourru chatouille, on le boit avec joie;
Il engraisse, il est nourrissant;

Mais craignez qu'il n'opile ou la rate ou le foie,
Par le trop long séjour qu'il y fait en passant.
D'un vin blanc, clair, fin, le mérite
Consiste en ce qu'il passe vite.

6.

DU VIN ROUGE.

Beaucoup plus lent en ses progrès,
Le vin rouge, bu par excès,
Porte un suc astringent au ventre qu'il resserre.
Il le rend dur comme une pierre;
Et c'est de toutes les boissons,
Celle qui d'une voix gâte plus tôt les sons.

7.

DES EFFETS ET MARQUE DU BON VIN.

Toujours aux meilleurs vins donnez la préférence;
Ils produisent toujours les meilleures humeurs;
Méprisez un vin noir, épais, sans transparence,
Il envoie au cerveau de grossières vapeurs;
Il charge l'estomac, cause des pesanteurs,
Et rend sujet à la paresse.
Choisissez pour bien faire, un vin mur, un vin vieux,
Un clairet pétillant, dont la délicatesse
Tienne en effet au goût ce qu'il promet aux yeux;

Tempérez en par l'eau l'esprit trop furieux ;
Encore, en le buvant, consultez la sagesse.

8.

DU MOU.

Le mou, où le nitre domine,
Gonfle, purge et chasse l'urine.

9.

MAUVAIS EFFETS DU MOU.

Il est un autre mou de nitre moins chargé :
Il gonfle l'estomac, fait aller à la selle ;
Ce mou, par qui le ventre est assez bien purgé,
Engorge foie et rate et donne la gravelle.

10.

DE LA SOUPE AU VIN.

Soupe au vin, autrement soupe au perroquet,
A plus d'un merveilleux effet :
Elle embellit les dents, elle éclaircit la vue ;
Dans les vaisseaux qu'elle refait,
Aisément elle s'insinue.
Les humeurs abondaient, elle les diminue.

Et vous forme un sang plus parfait.
De la soupe
Ne méprisez point le potage;
Rien ne vous nourrit davantage,
Ni ne fournit des sucs meilleurs,
Pour prévenir l'amas des mauvaises humeurs.

11.

POUR CEUX QUI ONT TROP BU LE SOIR.

Si pour avoir trop bu la veille
Votre estomac est dérangé,
Ayez, dès le matin, recours à la bouteille,
Vous serez bientôt soulagé;
Par ce remède bien purgé.
Aux maux de cœur, aux maux de tête,
Vous donnerez un prompt congé,
En prenant du poil de la bête.

12.

DES CHOSES QUI CORRIGENT LA BOISSON.

La sauge et la rue ont le don
De rendre saine une boisson.
Si l'on y joint la fleur de rose,
Rien ne tempère mieux l'ardeur que l'amour cause.

13.

DU CHOIX DE LA BIÈRE.

Pour avoir dans la bière un breuvage bien sain,
Quelle n'ait point d'aigreur, quelle soit claire et belle,
Bien cuite et faite d'un bon grain,
Ni trop vieille, ni trop nouvelle.

14.

DES EFFETS DE LA BIÈRE ET DU VINAIGRE.

Ce que la bière a de mauvais,
C'est que, par un suc trop épais,
Elle nourrit l'humeur grossière;
Car on sait d'ailleurs que la bière
Rend charnu, fortifie, et même elle fournit
Beaucoup plus de sang qu'on ne pense;
Fait uriner en abondance,
Enfle le ventre, l'amolit,
Et modèrement rafraìchit.

Du vinaigre, le trop d'usage,
Refroidit, dessèche, amaigrit,
Et fait qu'un pauvre époux, dont le suc dépérit,
Néglige la paix du ménage.
Le vinaigre corrompt, change un tempérament,

Le rend atrabilaire et produit du ravage,
Qui, des nerfs desséchés, trouble le mouvement.

15.

DES ALIMENTS QUI SONT DE BONNE ET LÉGÈRE NOURRITURE.

Choisissez une nourriture
Simple et conforme à la nature.
Mangez de bons œufs frais, n'en perdez point le lait;
Prenez de forts bouillons, buvez du vin clairet,
Fine fleur de froment, et mets de cette espèce,
Vous feront arriver à l'extrême vieillesse.

16.

DES VIANDES QUI NOURRISSENT ET ENGRAISSENT.

Vous manque-t-il de l'embonpoint?
En ce cas ne négligez point
L'usage du froment, le porc frais, la moelle,
Le fromage nouveau, les rognons, la cervelle,
Les vins doux, l'œuf mollet, les chairs d'un jus exquis;
Figues mûres, raisins nouvellement cueillis,
Vous feront une graisse et saine et naturelle.

17.

DES VIANDES MÉLANCOLIQUES.

Abstenez-vous du fruit, et laissez l'abricot,
La pêche, la pomme et la poire;
Le fromage, le lait, le salé, qui fait boire;
Lièvre, cerf, bœuf, chèvre, en un mot,
Tout ce qui peut, en vous, nourrir la bile noire.

18.

IL NE FAUT POINT CHARGER L'ESTOMAC.

Pour manger, attendez que l'estomac soit vide;
S'il n'a point digéré votre dernier repas,
D'un surcroît de travail ne le fatiguez pas;
Bornez-vous au besoin, n'ayez point d'autre guide.

19.

BONS ET MAUVAIS EFFETS DE LA FAIM ET DE LA SOIF.

Ne buvez point sans soif. Quand l'estomac est plein,
Attendez pour manger, le retour de la faim;

Et la soif et la faim, dans un degré modique,
Sont contre bien des maux le meilleur spécifique;
Mais de ces deux besoins, l'excès est dangereux,
Il en peut provenir mille accidents fâcheux.

20.

AVANTAGE DE LA SOBRIÉTÉ.

Sur le manger et sur le boire,
Réprimez l'appétit, usez-en prudemment.
L'homme sobre, plus tard, arrive au monument;
Un docte médecin l'a dit on peut l'en croire.

21.

DES OEUFS.

Si vous mangez un œuf, qu'il soit frais et mollet,
Et sur chaque œuf buvez un trait.

22.

DU FROMAGE ET DES NOIX.

Qu'aux viandes pour dessert succède le fromage;
Qu'au poisson succède la noix.

Une seule suffit; deux sont trop : l'homme sage
Se garde bien d'en manger trois.

23.

IL FAUT RÉGLER SES REPAS SUIVANT LA SAISON DE L'ANNÉE OU L'ON EST.

Au retour des zéphirs, sobre en vos aliments,
Ne vous empifrez point de trop de nourriture :
Songez qu'alors la nature
Des plantes et des corps excite les ferments.
Quiconque mange outre mesure
Durant les chaleurs de l'été,
Est l'ennemi de sa santé.
Ménagez-vous durant l'automne,
Et ne vous fiez point aux piéges de Pomone.
L'hiver vous met en sûreté;
Suivez votre appétit en toute liberté.

24.

BOIRE EN MANGEANT ET NE PAS BOIRE ENTRE SES REPAS.

Voulez-vous qu'un dîner soit sain et profitable,
Ne mangez point à sec, humectez en buvant,

Mais à petits coups et souvent.
Autant qu'il faut, buvez à table,
Mais pour vous bien porter, entre les deux repas,
Sans grand besoin, ne buvez pas.

25.

DES QUALITÉS DU BON PAIN.

De votre table, il faut exclure
Le pain sortant du four et le pain qui moisit ;
Le biscuit sec, les pâtes en fritures,
En fait de pain, le sage le choisit,
D'un bon grain, peu salé, bien pétri, la levure
Y doit toujours, par la cuisson,
Produire des yeux à foison.
Une croûte trop sèche engendre trop de bile,
Préférez-lui la mie à broyer plus facile.
Que le pain soit bien cuit, léger, d'un bon levain,
S'il n'est pas tel il n'est pas sain.

26.

DES DIVERSES MANIÈRES D'APPRÊTER LES VIANDES.

Quant aux viandes, surtout retenez pour principe,
Que le bouilli tout simple, aisément digéré,

A tout ragoût doit être préféré.
La friture est mal saine, et le rôti constipe;
L'âcre purge, le cru fait enfler et grossit,
Le salé dessèche et maigrit.

27.

DE LA CHAIR DE PORC.

La chair de porc n'est jamais bonne,
Si le vin ne l'assaisonne;
Sans vin, loin que ce porc soit bon,
Il vaut bien moins que le mouton.
Avec cette liqueur, j'opine
Pour qu'on en mange librement;
Il purgera bénignement,
Ajoutez-y l'oignon c'est une médecine.

28.

DE LA CHAIR DE VEAU.

Chair de veau, soit dit en passant,
Est un manger fort nourrissant.

29.

DES INTESTINS DE COCHON.

Des veaux on mange les tripailles.
Le cochon est le seul, entre les animaux,
Dont on estime les entrailles
Assez pour les compter entre les bons morceaux.

30.

DU COEUR, DE LA RATE ET DES ROGNONS.

Du porc, le cœur attriste et cause bien des maux,
Et la rate, tout au contraire,
Contre les maux de rate, souvent salutaire,
Ne mangez des rognons que ceux des seuls chevreaux.

31.

DES OISEAUX BONS A MANGER.

Mangez la poule, le chapon,
La tourterelle, le pigeon,
La caille, le faisan, la tendre gelinote,
Le merle, la perdrix, le pluvier, le pinçon,
Et la sarcelle qui barbotte.

32.

DU CANARD.

Un canard de rivière, avec soin apprêté,
Flatte un goût délicat : j'ai fait l'expérience
Des maux qu'en le mangeant cause l'intempérance.
Il faut de la sobriété :
Je sais que quand on s'en écarte,
Les horreurs de la fièvre quarte
Sont les tristes effets de cette volupté.

33.

DE L'OIE.

L'oie est un animal stupide,
Qui doit être sans cesse en un séjour humide.
Il la faut abreuver, l'axiôme est certain :
Vive elle veut de l'eau, morte elle veut du vin.

34.

DES ENTRAILLES DE QUELQUES ANIMAUX.

Du cœur, il faut que je proscrive
La chair indigeste et massive;

La ventricule également
Se digère mal aisément;
La langue plus tendre et plus fine,
De l'aveu de la médecine,
Est un assez bon aliment :
Le poumon se digère et passe promptement.
Toute cervelle est nourrissante,
Celle de poule est excellente.

35.

DU FOIE.

Du canard et du poulet le foie est délicat,
Des autres on fait moins de cas.

36.

DES POISSONS EN GÉNÉRAL.

A l'egard des poissons, telle est notre doctrine,
Des poissons durs ou mous, les choix sont différents;
Des mous, préférez les plus grands,
Des durs, les plus petits, la chair en est plus fine.

37.

DES POISSONS EN PARTICULIER.

La truite, le brochet, la carpe, le saumon,
La tanche, le rouget, la perche, le goujon,
La sole, la merluche, la plie et la limande,
Avec une sauce friande,
Font moins regretter les jours gras;
Chacun, dans la saison, fournit d'assez bons plats.

38.

DE L'ANGUILLE ET DU FROMAGE.

L'anguille avec la noix ne sympatise pas;
Les plus grands médecins s'accordent sur ce cas.
Des anguilles et du fromage,
Manger trop cause du dommage;
Mais si vous en manger, d'abord
Il faut les arroser et boire un rouge bord.

39.

DES SAVEURS ET DE LEURS QUALITÉS.

De ce que produit la nature,
Pour remède ou pour nourriture,
On peut, par la simple saveur,
Reconnaître aisément le froid ou la chaleur.
Le salé, l'amer, l'âcre, échauffent : au contraire,
Toute chose aigre rafraîchit.
L'insipide et le doux font un suc salutaire
Qui purifie, humecte, et d'un commun aveu
Entre les deux excès tient un juste milieu.

40.

RECETTE POUR LES SAUCES.

Pour vous faire une sauce aisée, appétissante,
Prenez sauge, persil, ail, poivre, sel et vin,
Mettez-en de chacun la dose suffisante :
Cet assaisonnement est sain.

41.

DU SEL.

Sur la table, outre la saucière,
Ayez devant vous la salière :
Toute viande sans sel n'a ni goût ni saveur.
Il chasse le venin, corrige la fadeur,
Mais l'excès est à craindre : il affaiblit la vue,
Et, qui plus est, il diminue
Ce trésor onctueux, ce baume souverain,
Qui répare le genre humain.
Autre effet de l'abus, tout homme qui trop sale
A le cuir sujet à la gale.

42.

DU SOUPER.

Si vous voulez, le lendemain,
Vous lever léger, frais et sain,
Vous devez fuir comme la peste,
Ces soupers d'apparat, où l'exemple séduit,
On boit avec excès les deux tiers de la nuit;
On force l'estomac, une douleur funeste
En est presque toujours le déplorable fruit.

A souper, point de gourmandise.
En mangeant peu le soir, vous vous porterez mieux,
Le médecin l'assure; et sans qu'il vous le dise,
Cette vérité saute aux yeux.

43.

COMMENCER LE REPAS PAR BOIRE.

Buvez en commençant, vous suivrez un usage
Qui ne peut être que fort sage.
Par un verre d'abord, l'œsophage arrosé,
A ce qu'on mange ensuite ouvre un passage aisé.

44.

NE POINT CHANGER LE RÉGIME AUQUEL LE CORPS EST ACCOUTUMÉ.

Avez-vous constamment suivi quelque régime :
L'habitude est formée, il faut la respecter;
Sans une cause légitime,
On ne doit point s'en écarter.
Quand la borne est posée, y toucher est un crime
Qui souvent coûte cher à qui l'ose attenter.
De tout dérèglement le corps est la victime;
Le divin Hippocrate a déduit prudemment

Le tort qu'à la santé fait un dérangement;
Que si vous méprisez son avis salutaire,
Tant pis pour vous, c'est votre affaire,
Mais ce ne sera pas sans doute impunément.

45.

DU RÉGIME A PRENDRE.

Dès le commencement, c'est au médecin sage
De prescrire la quantité,
Le choix, le temps, la qualité
Des aliments dont vous ferez usage,
De peur qu'en vous, d'abord un triste égarement
Ne gâte sans retour un bon tempérament.

46.

DES OEUFS.

On tient pour règle invariable,
Que tous les œufs, pour être bons,
Doivent être frais, blancs et longs;
Mais l'œuf de poule est préférable.

47.

DU LAIT.

Aux gens que pas à pas conduit vers le tombeau
La phthysie ou la fièvre lente,
On ordonne le lait de chèvre ou de chameau,
Ou celui de jument, comme chose excellente;
Mais si d'une migraine on ressent les douleurs.
Si sur le corps la fièvre exerce ses rigueurs,
Du lait, apprenez que l'usage
Fait moins de bien que de dommage.

48.

DU BEURRE ET DU PETIT LAIT.

Le beurre, aux fiévreux interdit,
Par son baume onctueux, lâche, humecte, adoucit.
Le petit lait pénètre, incise, ouvre la voie,
Lave et fond les humeurs des vaisseaux qu'il nettoie.

49.

DU FROMAGE.

Le fromage est froid, dur, astringent et grossier;
Avec d'excellent pain il faut l'associer.

Quand on le mange avec régime,
C'est un fort bon manger pour qui se porte bien ;
Pour un estomac cacochime,
Tout bon qu'il est, il ne vaut rien.

50.

DES NOIX, DES POIRES ET DES POMMES.

La noix, dont j'avertis qu'il ne faut manger guère,
Est bonne à l'estomac, conforte ce viscère ;
Elle corrige le venin.
La poire ne vaut rien sans vin ;
Si vous la mangez en compote
C'est un excellent antidote;
Mais poire crue est un poison.
Vous pouvez là dessus régler votre conduite ;
Crue elle charge trop l'estomac, étant cuite
Elle y porte la guérison.
Quand on a mangé de la poire,
Que le premier soin soit de boire.
Après la pomme, allez en quelque lieu secret
Où vous puissiez en paix laisser votre paquet.

51.

DES MEURES.

La meure désaltère, et sa douceur aigrette
Recrée également le gosier et la luette.

52.

DES CERISES.

La cerise a pour la santé
Plus d'une bonne qualité.
C'est un des meilleurs fruits que produise la terre;
Il purge l'estomac, il forme un sang nouveau;
Et l'amande qu'on trouve, en cassant son noyau,
Délivre les reins de la pierre.

53.

DES PRUNES.

Fraîche ou sèche, la prune offre un double profit,
Car elle lâche et rafraîchit.

54.

DES PÊCHES ET DES RAISINS.

L'ordre en est établi, la raison nous le prêche,
Il faut du vin avec la pêche;
A la noix joignez les raisins.
Le raisin sec à la rate est contraire;

Aux poumons il est salutaire.
Contre la toux, contre les maux de reins,
C'est un remède très facile.
Outre qu'on en fait de bons vins,
On peut encore le rendre utile;
Pour un foie échauffé, contre une ardeur de bile,
Enlevez-en la peau, tirez-en les pepins.

55.

DES FIGUES.

Crue ou cuite, la figue est un fruit des meilleurs.
Elle nourrit, engraisse, et sert de médecine,
Elle lâche le ventre, adoucit la poitrine,
Et guérit bien des tumeurs.
Pour les glandes, l'abcès et même les écrouelles,
Son cataplasme a fait les cures les plus belles.
Joignez-y le pavot, elle aura la vertu
De retirer des chairs un éclat d'os rompu.

56.

DU MAUVAIS EFFET DE L'EXCÈS DES FIGUES.

Quoique la figue soit si bonne,
Gardez-vous bien d'en faire excès.

Je ne le conseille à personne,
Voici quels en sont les effets :
Son suc engendre d'ordinaire
Une humeur qui dispose au mal pédiculaire ;
Met un pauvre homme en rut, l'excite à des efforts,
Qui dans peu ruine son corps.

57.

DES NÈFLES.

A bien vider les eaux, la nèfle est diligente ;
Pour le ventre elle est astringente ;
Encor ferme, elle plaît ; mais pour votre santé,
Elle est toujours meilleure en sa maturité.

58.

DES POIS.

Faut-il louer les pois, ou faut-il qu'on les blâme ;
Ce légume, en sa peau, n'est pas sain, il enflamme,
Otez la lui : sans nul danger,
Ce légume se peut manger.

59.

DES FÈVES.

Jamais la fève ne fut bonne
Pour ceux que la goutte affaiblit :
On tient même qu'elle la donne,
Plus d'un savant auteur l'a dit.

60.

DES PANETS.

Le panet, racine champêtre,
N'est pas d'un goût appétissant.
Son nom, dit-on, vient du mot paître,
Encor que le panet soit fort peu nourrissant,
Mais il a des vertus qui, de toutes les belles,
Méritent de toucher le cœur.
D'un amant, d'un époux, il redouble l'ardeur,
Réchauffe également les dames, et chez elles
Ramène tous les mois une utile pâleur.

61.

DES NAVETS.

Ami de l'estomac, ami de la poitrine,
Le navet a bon goût, mais il donne des vents.

Il est diurétique et provoque l'urine,
Le mal est qu'il gâte les dents.
S'il n'est pas assez cuit, des coliques affreuses
Sont, de sa crudité, les suites douloureuses.

62.

DES HERBES ET DES LÉGUMES EN GÉNÉRAL.

Des herbes et des pois chiches, le suc vous fait du bien;
Mais quand il est tiré, le marc ne vaut plus rien.

63.

DE LA MOUTARDE.

La moutarde, grain fort petit,
Fort sec, fort chaud, excite l'appétit;
Mais quiconque en prend trop, en est puni sur l'heure;
Il en fait la grimace, il pleure,
A cela près la sauce, où l'on met de ce grain,
Purge la tête et chasse le venin.

64.

DU FENOUIL.

Le fenouil fait en nous quatre effets différents;
Il purge l'estomac, il augmente la vue;

De l'urine aisément il procure l'issue;
Du fond des intestins il fait sortir les vents,
Mais sa graine a surtout la vertu singulière
De les pousser par le derrière.

65.

DE L'ANIS.

L'anis est bon aux yeux, à l'estomac, au cœur.
Préférez le plus doux, c'est toujours le meilleur.

66.

DE L'ANETH ET DE LA CORIANDRE.

L'aneth, qu'avec l'anis il ne faut pas confondre,
Dissipe les vents, les tumeurs;
Même il a la vertu de fondre,
D'un ventre gros et dur, les mauvaises humeurs.
Pour l'estomac vous pourrez prendre
De la graine de coriandre.
Les vents, à son approche, ou par haut ou par bas,
Sortent à petits bruits ou même avec fracas.

67.

DES VIOLETTES.

Pour dissiper l'ivresse et chasser la migraine,
La violette est souveraine;
D'une tête pesante elle ôte le fardeau,
Et d'un rhume fâcheux délivre le cerveau,
Guérit même l'épilepsie.

68.

DU SUREAU.

Laissez les feuilles de sureau,
Nous n'en faisons nul cas dans notre pharmacie;
Sa fleur est estimée, en voici la raison :
La feuille sent mauvais et la fleur sent fort bon.

69.

LE SAFRAN.

Le safran réconforte, il excite la joie,
Raffermit tout viscère et répare le foie.

70.

DE LA BUGLOSE.

Dans le vin que vous voulez boire
Laissez la buglose infuser.
Son grand effet est d'apaiser
Le chagrin qu'au cerveau porte la bile noire.
Aux gens que vous traitez, faites-en prendre un peu,
Ils se mettront en train et vous verrez beau jeu.

71.

DE LA BOURRACHE.

Le jus de la bourrache excite aussi la joie;
Pour les maux d'estomac, les palpitations,
Maux de cœur, altérations,
Fort utilement on l'emploie.

72.

DES CHOUX.

Les choux sont astringents, leur jus est laxatif.
Un bon potage aux choux est un doux purgatif.

73.

DES BETTES.

La bette est fort légère; et selon qu'on l'apprête,
Excite le ventre ou l'arrête.

74.

DES ÉPINARDS.

Pour prévenir les tristes cas
Que peut causer en vous l'épanchement de bile,
Les épinards sont bons ne les négligez pas.
Aux estomacs fort chauds l'usage en est utile,

75.

DES OIGNONS.

Mais parlons un peu de l'oignon;
Est-il sain d'en user, l'un dit oui, l'autre non,
Galien en défend l'usage aux colériques
Et le permet aux flegmatiques.
Asclépius le vante et soutient qu'il est bon,
Surtout pour l'estomac, et même il le conseille

Pour donner au visage une couleur vermeille,
De cheveux un chef dépouillé,
Pourvu que la jeunesse aide encore la nature,
En le frottant souvent du jus d'oignon pilé,
Recouvrera sa chevelure.

66.

DES PORREAUX.

Porreaux, mangés en quantité,
Rendent une femme fertile;
Sans eux telle eût été stérile,
Qui leur doit sa fécondité.
D'un saignement de nez le remède est facile,
Par le jus des porreaux il peut être arrêté.

77.

DU SISELI DE MONTAGNE.

Le siseli qu'envoie une terre étrangère
A des sucs austères, amers,
Il éclaircit la vue, extermine les vers,
Et fait que bien mieux on digère.

78.

CERFEUIL.

Le cerfeuil mondificatif,
Pour guérir un cancer, est un bon détersif.
Broyé avec du miel, il faut que le mal cède
A la vertu de ce remède.
Infusé dans du vin, le cerfeuil est vanté
Contre les douleurs de côté.
Autre usage : le cerfeuil aide,
Et souvent rétablit l'estomac dévoyé,
Quand sur l'endroit malade on l'applique broyé.

79.

DES MAUVES.

La mauve, émollient, fourni par la nature,
Des intestins aide la fonction.
Moyennant sa décoction,
D'un pauvre constipé, la délivrance est sûre.
De ses racines, la râclure,
Au ventre rend la liberté ;
Sert au beau sexe, et lui procure
Le retour de ses fleurs d'où dépend sa santé.

80.

DE LA MENTHE.

La menthe est pour les vers un remède efficace.
Au ventre, en l'estomac, elle agit et les chasse.

81.

DE LA SAUGE.

L'homme aux traits de la mort doit-il être accessible,
Tant qu'il peut appeler la sauge à son secours?
Oui nos jours sont bornés; aux regrets insensible,
La mort doit tôt ou tard en terminer le cours;
Vouloir l'éterniser, c'est vouloir l'impossible :
N'y songez point. A cela près,
L'usage de la sauge a d'excellents effets.
Pour raffermir la main tremblante,
Pour conforter les nerfs, la sauge est excellente;
Et d'une fièvre aiguë elle arrête l'accès.
La lavande, la tanaisie,
La primevère, le cresson,
La sauge, le castor, donnent la guérison
Aux membres attaqués de la paralysie;

L'usage de la sauge est si grand, qu'il est bon
D'en avoir en toute saison.
Aussi dans la langue latine
Son nom du mot sauver tire son origine.

82.

DE LA RUE.

La rue est bonne aux yeux, elle les rend meilleurs ;
Traite diversement les hommes et les femmes,
Dans l'homme de l'amour elle éteint les chaleurs ;
De la femme, au contraire, elle excite les flammes.
En boisson de nonains son jus ne vaudrait rien :
J'en voudrais, tout au plus, donner aux jeunes moines;
Et dans plus d'un chapitre on ne ferait que bien
D'en rafraîchir un peu la boisson des chanoines.
D'un prurit amoureux elle les affranchit,
De plus, elle aiguise l'esprit.
Autre usage : prenez la peine
D'en faire cuire en eau de pluie ou de fontaine ;
Gardez cette eau, tout lieu que l'on en frottera,
De longtemps de puces n'aura.

83.

DE L'ORTIE.

L'ortie, aux yeux du peuple herbe méprisable,
Tient dans la médecine une place honorable.

Qu'un malade, inquiet, dorme malaisément,
Elle lui rend bientôt un sommeil secourable.
Contre un fâcheux vomissement
C'est un spécifique admirable.
Sa graine, avec le miel, abrège le tourment
D'une colique insupportable.
Le breuvage d'ortie étant réitéré,
Adoucit de la toux le mal invétéré;
Réchauffe les poumons, du ventre ôte l'enflure,
Et de la goutte même appaise la torture.

84.

DE L'HYSSOPE.

L'hyssope, avec succès, purge les flegmatiques;
Bouillie avec du miel, aide les pulmoniques,
Et par une vive couleur,
D'un teint corrige la pâleur.

85.

DE L'AULNÉE.

Aux entrailles, l'aulnée est saine et bienfaisante,
A bien des maux elle a remédié.
Au jus de rue associée,
On prétend que son jus a la vertu puissante
De guérir un mortel qu'afflige une descente.

86.

DU POULIOT.

Le jus de pouliot est sain.
Quand on le boit avec du vin,
Il bannit loin de vous l'humeur mélancolique.
Quiconque de la goutte éprouve le tourment,
Sur le membre affligé, du moment qu'il l'applique,
Reçoit un prompt soulagement.

87.

DE L'AURONNE ET DE LA SCABIEUSE.

Pour purger l'estomac, l'auronne est précieuse;
Mais à quoi ne sert point l'utile scabieuse!
Elle est bonne aux vieillards, adoucit leurs poumons,
Corrige l'estomac, conforte la poitrine,
Appaise du côté la douleur intestine :
Son jus, pris dans du vin, dissipe les poisons.

88.

DU CRESSON.

Prenez jus de cresson, frottez-en vos cheveux;
Ce remède les rend plus forts et plus nombreux,

Appaise la douleur des dents et des gencives.
Dartres farineuses ou vives
S'en vont, quand par son suc, avec miel apprêté,
On corrige leur âcreté.

89.

DE L'ÉCLAIRE.

L'éclaire, pour les yeux, est, dit-on, admirable;
Pline la loue en ses écrits,
Peut-être prendra-t-on ceci pour une fable :
L'hirondelle, dit-il, s'en sert pour ses petits;
Ont-ils les yeux crevés, elle leur rend la vue,
Telle cure aisément ne saurait être crue,
C'est d'après lui que je le dis.

90.

DU SAULE.

Le saule est ami des ruisseaux.
La force de son suc, en l'oreille introduite,
Y fait mourir les vers, auteurs de mille maux.
Le fort vinaigre où son écorce est cuite,
D'une peau qu'on en frotte, extirpe les poreaux.
Pris dans l'eau, sa fleur éteint la flamme impure
Qu'allume la lubricité ;

Et de l'homme, à tel point réprime la luxure,
Qu'il en vient l'impuissance et la stérilité.

91.

DE L'ABSINTHE.

Prêt à vous embarquer, buvez du vin d'absinthe;
Contre les maux de cœur c'est un préservatif.
Du nitre de la mer, de son air purgatif,
Vous n'aurez, tout au plus, qu'une légère atteinte.
De chasser les serpents, l'absinthe a la vertu;
Elle émousse les traits du poison qu'on a bu,
Conforte l'estomac et les nerfs; aux oreilles,
Mêlée au fiel de bœuf, elle fait des merveilles,
Et corrige parfaitement
Leur incommode tintement.

92.

DU POIVRE.

Au poivre noir, soit entier, soit en poudre,
Donnez les flegmes à dissoudre;
Il aide la digestion.
Pour l'estomac, le poivre blanc est bon,
Il adoucit une toux violente,

Appaise les douleurs, et d'une fièvre ardente
Détourne le cruel frisson.

93.

DU GINGEMBRE.

Avant l'accès, prenez du gingembre une dose,
Prenez-le même après ; s'il est réitéré,
Il chasse, il déracine un mal invétéré,
Et guérit le dégoût que la fièvre vous cause.

94.

DE LA MÉRIDIENNE.

Passez-vous, s'il se peut, de la méridienne,
Sinon, faites qu'au moins les moments en soient courts.
Vous vous en abstiendrez, pour peu qu'il vous survienne
Des maux qu'elle produit toujours.
Les suites de cette habitude
Sont fièvres, fluxions, migraine et lassitude.

95.

DU DORMIR.

Réservez à la nuit un sommeil limité.
Pour un vieillard, pour un jeune homme,
Dormir sept heures d'un bon somme,
C'est bien assez pour la santé.

96.

MAUVAISES SUITES D'UN VENT RETENU.

De lâcher certains vents, on se fait presque un crime;
Et toutefois qui le supprime,
Risque l'hidropisie et la convulsion;
Les vertiges cruels, les coliques affreuses,
Ne sont que trop souvent les suites malheureuses
D'une triste discrétion.

97.

REMÈDES CONTRE LES VENINS.

Poire, rue, ail, raifort, noix, avec thériaque,
Repoussent du venin la dangereuse attaque.

98.

USAGES QUI ENTRETIENNENT LA SANTÉ.

D'abord, lavez-vous les mains dans une eau fraîche et claire;
Bassinez-en vos yeux pour les bien rafraîchir.
Etendez jambes et bras pour les mieux dégourdir;
Peignez-vous les cheveux, décrassez-vous la tête,
Nettoyez et frottez vos dents,
Ces six points sont très importants;
Suivez-les chaque jour sans que rien vous arrête.
Le cerveau s'en ressent; même de tout le corps
Ils fortifieront les ressorts.

99.

SUITE.

Du bain entrez au lit. Quand vous sortez de table,
Restez debout ou marchez quelques pas;
Un peu de froid rendra l'estomac plus capable
De digérer votre repas.

100.

DU MAL DE TÊTE.

Vous sentez-vous un mal de tête?
S'il vient d'avoir trop bu la médecine est prête;
Buvez de l'eau c'est votre guérison.
Souvent d'un excès de boisson
Une fièvre aiguë est la peine.
Si le mal vient d'une migraine,
D'eau de morelle alors frottez-vous bien le front,
Le soulagement sera prompt.

101.

DE CE QUI PEUT CAUSER LA SURDITÉ.

S'endormir en sortant de table,
Ou par une autre extrémité,
Faire un rude travail avec activité,
Et l'ivresse, autre excès non moins déraisonnable,
Feront venir la surdité.

102.

TINTEMENT DE L'OREILLE.

Le travail, de la faim la trop longue détresse,
La chute, un coup, un froid, un grand vomissement,
Et surtout la fréquente ivresse,
Font que l'oreille entend sans cesse
Un incommode tintement.

103.

DE CE QUI GATE LES YEUX.

Le bain, le vin, l'amour, le vent, l'ail, la lentille,
Le poivre, les oignons, les fèves, les porreaux,
La moutarde, les pleurs, le soleil quand il brille,
La poussière, le feu, le heurt, les grands travaux,
Aux yeux causent bien du dommage,
Veiller nuit encor davantage.

104.

DE CE QUI RÉCRÉE LES YEUX.

Vous récréez vos yeux quand vous les faites voir
La verdure des champs, l'eau coulante, un miroir.

Tel aspect leur est salutaire,
Variez ces objets, offrez leur pour bien faire
Des coteaux le matin et des ruisseaux le soir.

105.

EAUX BONNES POUR LES YEUX.

Prenez fenouil, vervaine, éclaire, rose et rue,
On en distille une eau très saine pour la vue.

106.

CONTRE LE MAL DE DENTS.

Afin de conserver vos dents,
Mettez, sur la braise allumée,
La graine de porreaux, la jusquiame et l'encens,
Et par un entonnoir prenez-en la fumée.

107.

DE L'ENROUEMENT.

Anguilles et fruits crus, rhumes, huile et vieille noix,
Rendent rauque une belle voix.

108.

REMÈDES CONTRE LES RHUMES.

Pour chasser un rhume bien vite,
Veillez, tenez-vous chaudement.
Travaillez, mangez peu, buvez bien sobrement,
Et vous en serez bientôt quitte.
Le rhume a plusieurs noms pour le spécifier :
Rhume tombé sur la poitrine
Est catharre en langue latine ;
Brancus est un rhume grossier
Qui serre, enflamme le gosier.
Ces noms sont de grecque origine.
Coryse, parmi nous, serait un mot nouveau,
Pour dire un rhume de cerveau,
Bien qu'il soit le vrai mot selon la médecine.

109.

REMÈDE POUR LA FISTULE.

Mêlez le soufre à l'orpiment,
Chaux et savon pareillement;
Dans la fistule qu'on en mette,
En quatre fois la cure est faite.

110.

DES TEMPÉRAMENTS SIMPLES.

Quatre tempéraments distinguent les humains :
Le bilieux, le flegmatique,
Le sanguin, le mélancolique.
On peut les reconnaître à des signes certains.

111.

RAPPORTS DES QUATRE TEMPÉRAMENTS AVEC LES QUATRE ÉLÉMENTS.

D'une comparaison on se sert d'ordinaire,
Pour trouver aux tempéraments
Des rapports aux quatre éléments.
On prétend que l'atrabilaire
A la terre ressemble un peu ;
Le flegme à l'eau, le sang à l'air, et la colère
Tient de la nature du feu.

112.

DU TEMPÉRAMENT BILIEUX OU COLÉRIQUE.

L'homme en qui la bile préside,
Est vif, ardent, impétueux,

Entreprenant, présomptueux,
Et de préférence avide.
Il apprend fort légèrement,
Mange beaucoup, croît promptement,
Courageux, libéral, enclin à la colère,
Il est hardi, malin trompeur;
De son esprit tel est le caractère.
Son corps est grêle et sec, sujet à la maigreur,
Et son teint de la bile emprunte la couleur.

113.

DU TEMPÉRAMENT FLEGMATIQUE.

Le tempérament flegmatique
Rend l'homme court et gros, d'une force modique.
Grand ami de l'oisiveté,
Ne croyez pas qu'à l'étude il s'applique,
Ne rien faire et dormir fait sa félicité;
Il a le sens bouché, sa démarche est très lente,
Le travail lui déplaît, l'oisiveté l'enchante;
Il abonde en pituite et crache fréquemment.
Toujours dans l'engourdissement,
Chez lui, l'esprit, le cœur, ne sont d'aucun usage;
La graisse qui reluit sur son large visage
Indique son tempérament.

114.

LE TEMPÉRAMENT SANGUIN.

L'homme de la nature sanguine,
Volontiers plaisante et badine,
Gros et charnu suffisamment,
Il est curieux de nouvelles,
Toujours passionné pour le vin, pour les belles,
Il brille en compagnie, et par son enjouement,
D'une table il fait l'agrément.
A quelque étude qu'il s'applique
On est surpris de ses progrès.
Il ne se fâche point pour de petits sujets,
Et mal aisément on le pique;
Il est bon, libéral, hardi, point querelleur,
Amant vif, ami franc, voluptueux convive,
Prêt à rire, à chanter, toujours de bonne humeur,
En lui d'un teint vermeil, la couleur saine et vive,
D'un naturel sanguin dénote la vigueur.

115.

DU TEMPÉRAMENT MÉLANCOLIQUE.

Reste l'humeur atrabilaire,
Le mélancolique autrement.

Cette humeur ordinairement
Fait les hommes pervers, sombres, prompts à mal faire,
Taciturnes, sournois, fermes dans leurs propos;
De tristes passions leur ôtent le repos.
Chagrins, jaloux, de tout avides;
Ce qu'ils ont ils le tiennent bien.
Soupçonneux, il ne faut qu'un rien
Pour alarmer leurs cœurs timides;
Ils ont l'esprit rusé, trompeur;
De ce tempérament le jaune est la couleur.

116.

OBSERVATIONS SUR LES QUATRE TEMPÉRAMENTS.

Mais ces quatre humeurs dont les hommes
Se mélangent diversement,
Et leurs combinaisons de tous, tant que nous sommes,
Décident le tempérament;
Il est bien aisé de connaître
L'humeur qui domine le plus :
L'habitude du corps la fait assez paraître;
Mais de savoir quels peuvent être
D'un mélange infini les rapports absolus,
Quel est de chaque humeur le flux et le reflux,
C'est le partage d'un grand maître,
Esculape ne fait ce don qu'à ses élus.

117.

VICES DES QUATRE HUMEURS.

Si c'est le sang qui pèche, ou le flegme ou la bile,
Voici pour le connaître une règle facile.

118.

SIGNES D'UN SANG TROP ABONDANT.

Si c'est le sang, l'œil sort, le visage est enflé,
Le poux est fréquent, plein, la langue est altérée.
A grands coups de marteau le front est ébranlé,
D'un rouge vif la peau partout est colorée,
Le ventre est constipé, ce que l'on crache est doux;
L'âcre, l'amer, n'ont plus leurs véritables goûts.

119.

SIGNE D'UNE BILE TROP ABONDANTE.

Si c'est l'ardent amas d'une humeur bilieuse
Qui dérange votre santé,
Vous avez des maux de côté,
La langue aride et raboteuse,

D'oreille un bruissement;
Soif, colique, insomnie, éjection glaireuse,
Nausée et maux de cœur avec vomissement;
Le pouls est mince, dur, bat vite et fréquemment;
On à la bouche sèche et pleine d'amertume,
Et cette bile qui s'allume,
En rêve ne fait voir que feu et qu'embrasement.

120.

SIGNES D'UN FLEGME EXCESSIF.

Si du flegme, chez vous, la dose est excessive,
Le palais abreuvé d'un torrent de salive,
Des meilleurs mets est dégoûté;
On sent des maux d'estomac, de tête et de côté;
Le pouls est faible, rare, et sa marche est tardive,
Et cette aqueuse humeur, la nuit, vous fait songer
Que vous voyez une eau prête à vous submerger.

121.

SIGNE D'UNE MÉLANCOLIE TROP ABONDANTE.

La peau noire, un pouls dur, une urine mal cuite,
Des grossières humeurs, sont la funeste suite.

Quand le sang en reçoit la loi,
On est triste, inquiet, agité, plein d'effroi.
En rêve, sous ses pas, on voit la terre ouverte;
Tout s'aigrit dans la bouche, et par d'aigres rapports
L'estomac avertit du levain, qui du corps,
A la fin, causera sa perte.
L'oreille gauche tinte, et ce bruit, sa douleur,
Marque dans un viscère un défaut de chaleur.

122.

SUR LA SAIGNÉE.

Avant la dix-septième année,
Ne vous pressez jamais d'ordonner la saignée;
Elle ôte trop d'esprit, craignez l'épuisement
Qu'elle cause à coup sûr dans un âge aussi tendre,
Il est vrai que bientôt le vin peut les lui rendre,
Maïs les humeurs par lavement
Se réparent plus lentement.

123.

BONS EFFETS DE LA SAIGNÉE.

Une saignée, à propos faite,
Rend la vue, et plus forte, et plus vive, et plus nette,

Soulage l'estomac, dégage le cerveau,
Désopile un viscère, échauffe la moelle,
Donne à l'ouie, à la voix, une force nouvelle,
Procure un doux sommeil, ôte un triste bandeau,
Et même de la parque allonge le fuseau.

124.

SUITE DES BONS EFFETS DE LA SAIGNÉE.

La saignée adoucit le courroux, la tristesse
Et les transports dangereux,
Dont une fatale ivresse
Agite un coeur amoureux.

125.

CE QU'IL FAUT FAIRE APRÈS LA SAIGNÉE.

Après la veine ouverte, il faut, s'il est possible,
Six heures résister aux charmes du sommeil.
Ses vapeurs agissant sur le corps trop sensible,
Pourraient bien attirer un funeste réveil.

126.

SUR LE MÊME SUJET.

Ne mangez point d'abord, surtout point de laitage,
Ne prenez point de froid, nul excès de boisson,
C'est après la saignée un dangereux poison.
Si vous allez à l'air, qu'il soit pur, sans nuages ;
A tout homme en tel cas le repos est très bon ;
Et le moindre travail peut faire un grand dommage.

FIN DES PRÉCEPTES DE L'ÉCOLE DE SALERNE.

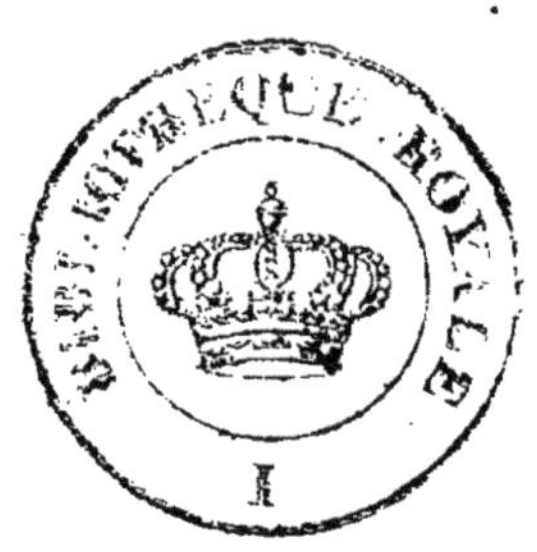

TABLE DES MATIÈRES.

FIN DE LA TABLE DES MATIÈRES.

LA GUILLOTIÈRE.— Imprimerie de J.-M. BAJAT, rue des Trois-Rois.

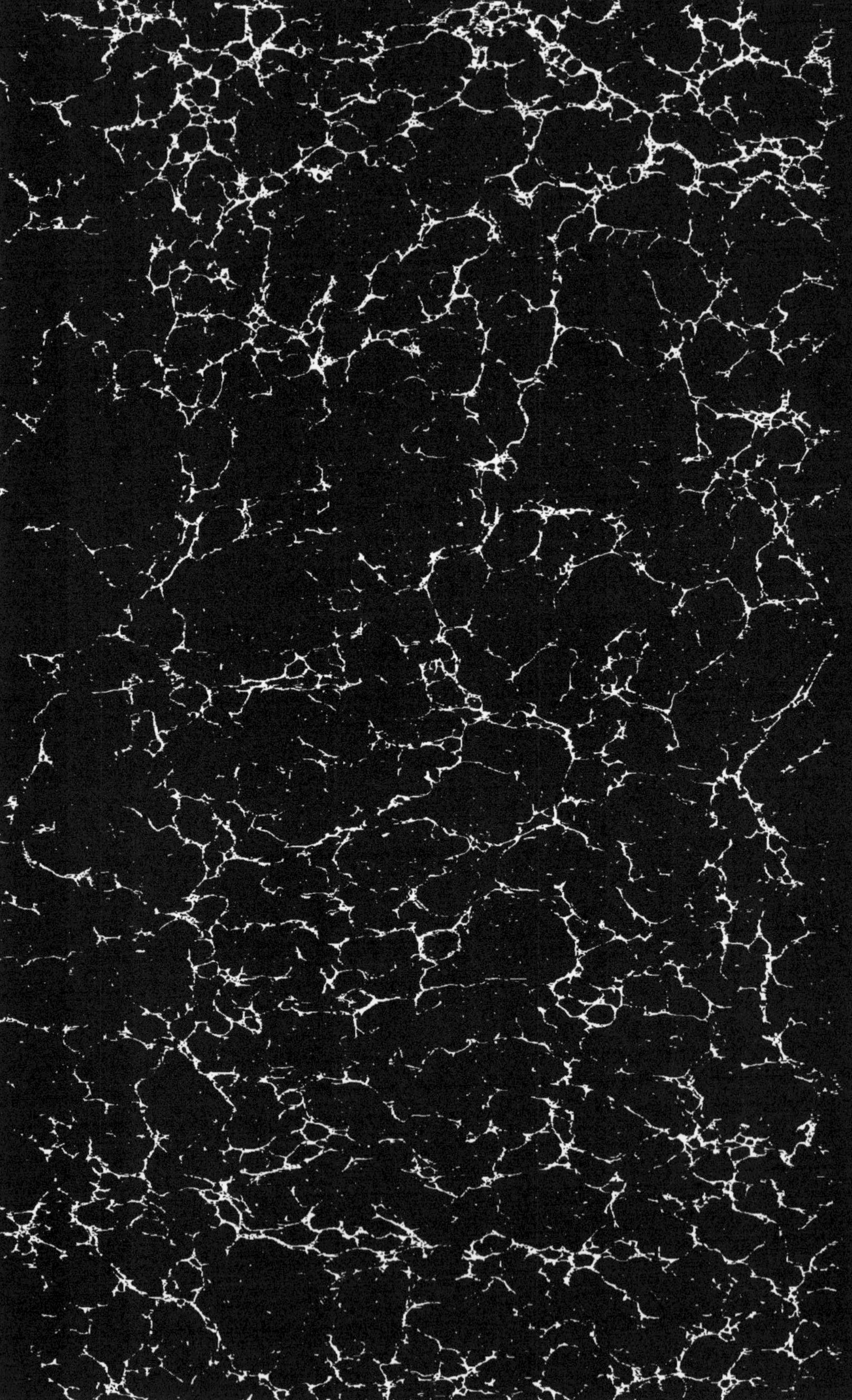

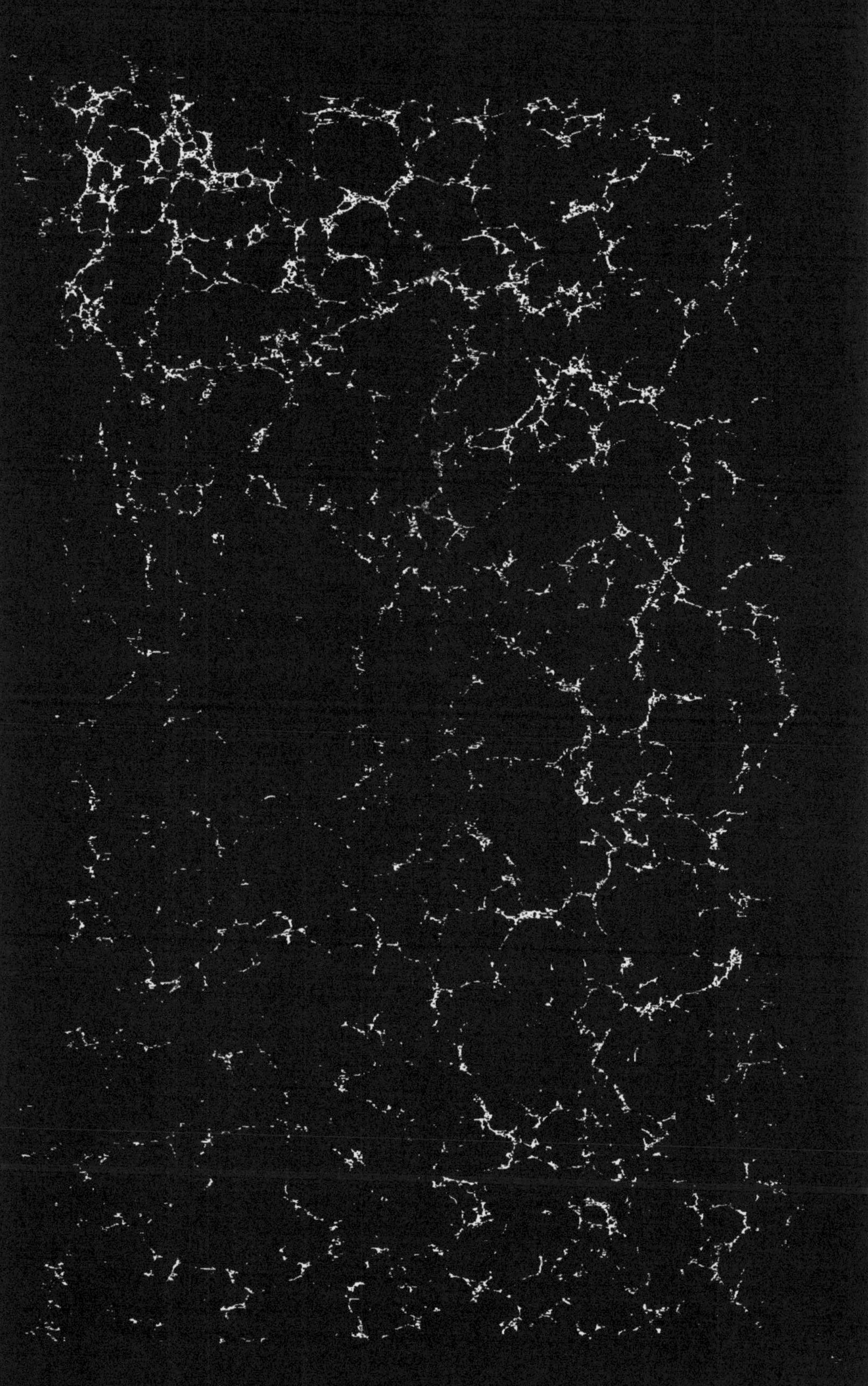

BIBLIOTHEQUE NATIONALE DE FRANCE
3 7502 04010124 0

www.ingramcontent.com/pod-product-compliance
Ingram Content Group UK Ltd.
Pitfield, Milton Keynes, MK11 3LW, UK
UKHW031054260726
13965UKWH00006B/1372